I'd ¹⁰⁶ 24

MÉMOIRE

SUR LES

TUMEURS CARTILAGINEUSES

DES

MACHOIRES (ENCHONDROMES)

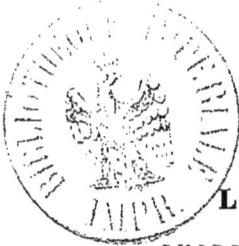

PAR

LE Dr DOLBEAU

CHIRURGIEN DES HOPITAUX

PARIS

IMPRIMERIE DE DUBUISSON ET COMPie,

RUE COQ-BÉRON, 5

1859

MÉMOIRE

SUR LES

TUMEURS CARTILAGINEUSES

DES

MACHOIRES (ENCHONDROMES)

Par M. le Dᴿ **DOLBEAU**, Chirurgien des Hôpitaux.

L'étude des tumeurs chondroïdes des mâchoires nous a présenté de grandes difficultés, et, disons-le de suite, leur histoire complète est impossible à faire, dans l'état actuel de la science ; les faits manquent ou sont pour la plupart très incomplets. Notre intention est donc : 1° de démontrer que le chondrome se développe dans les mâchoires; 2° de rechercher quels sont les signes qui lui sont propres ; 3° d'indiquer quels sont les moyens de traitement que comporte cette maladie.

Rien n'est plus logique d'admettre que le chondrome puisse avoir pour point de départ les os maxillaires ; pourquoi, en effet, les mâchoires feraient-elles exception? Cependant, dans un ouvrage récent, qui est entre les mains de tous, dans le *Compendium de chirurgie*, il n'est nullement question de l'enchondrome des mâchoires ; cette maladie n'est pas même mentionnée. Nous nous expliquons assez simplement cette lacune apparente : les auteurs se sont souvenus que leur livre était un ouvrage classique où ne pouvaient figurer des maladies dont toute l'histoire est encore à faire. Cependant nous pensons que ces savants maîtres auraient pu rapporter quelques observations de chondromes ; ils auraient ainsi marqué la place d'un chapitre à venir. C'est, du reste, ce qui avait été déjà fait pour d'autres maladies.

1

En France, jusqu'à Dupuytren, toutes les tumeurs des mâchoires étaient considérées comme des cancers ; ce fut ce chirurgien illustre qui en distingua certaines espèces à marche plus bénigne. C'est à lui qu'on doit la connaissance des tumeurs fibreuses des mâchoires, des kystes des mâchoires, etc., maladies essentiellement différentes du cancer. Il faut aujourd'hui distinguer dans les maxillaires des tumeurs formées par le tissu cartilagineux ou fibro-cartilagineux, et ne plus les confondre avec le cancer de la mâchoire.

Si nous consultons les faits anciens, on remarque de suite qu'il existe beaucoup d'observations dans lesquelles il est question de tumeurs dures, blanches, occupant les mâchoires. A l'heure qu'il est, ce sont là des exemples de tumeurs fibreuses, c'est au moins l'opinion de presque tous les chirurgiens. Aussitôt qu'une tumeur de la mâchoire se présente, si elle n'offre pas la marche et les caractères du cancer, on dit de suite, tumeur fibreuse. Le diagnostic a donc encore beaucoup à faire dans l'étude de ces maladies. Loin de nous de vouloir faire des distinctions rétrospectives entre toutes ces tumeurs, nous désirons seulement qu'on n'englobe plus sous le même titre des maladies totalement différentes.

Les tumeurs cartilagineuses peuvent occuper soit la mâchoire supérieure, soit l'inférieure.

M. Paget affirme que ces tumeurs sont rares. Je n'en connais, dit-il, qu'un seul cas pour la mâchoire supérieure. C'était une grosse tumeur dont quelques portions sont conservées dans le musée de l'hôpital de Guy et dont l'histoire a été rapportée dans les comptes rendus de l'hôpital par M. Morgan. M. Heyfelder, dans son traité de la résection des maxillaires supérieurs, s'exprime ainsi (1) : « L'enchondrome n'a pas été si rarement observé sur le maxillaire supérieur que l'opinion de Paget pourrait le faire supposer. Il se développe très lentement et reste parfois stationnaire, mais il peut aussi s'accroître avec une grande rapidité. Son mode d'action, quand il rétrécit les cavités qui l'avoisinent et déplace les parties qui l'environnent, n'a rien qui le distingue des tumeurs précédentes (tumeurs fibreuses). Il est caractérisé par la tendance de l'écorce osseuse à s'accroître en épaisseur,

_____

(1) Voir la traduction de M. Pétard, page 36.

ainsi que par sa fréquente récidive locale après l'extirpation. Il est susceptible de s'ossifier ou bien encore de se ramollir en une masse friable ressemblant à de la bouillie et identique avec les tubercules jaunes. Ces deux métamorphoses de l'enchondrome, ainsi que l'accroissement excessif de volume qui lui est particulier, et les symptômes qui suivent cet accroissement, peuvent rendre son ablation nécessaire. Il faudra alors, tant pour s'ouvrir un chemin jusqu'à la tumeur que pour enlever la base de cette dernière et prévenir la récidive, pratiquer l'ablation d'une portion plus ou moins considérable du maxillaire supérieur. » M. Heyfelder mentionne six cas d'enchondrome du maxillaire supérieur.

M. Giraldès, dans sa thèse sur les maladies du sinus maxillaire (1851) ne connaît aucun cas d'enchondrome du sinus ; mais leur existence lui paraît probable : il parle des tumeurs fibro-cartilagineuses comme ayant été observées par Lisars, Liston et Gensoul ; puis il mentionne que, dans un cas observé par lui à la Pitié en 1847, la tumeur était formée par une masse arrondie, blanche, ayant l'aspect du cartilage, et formée de cellules semblables aux aréoles d'un rayon de miel et remplies d'une matière gélatineuse.

Mackenzie, dans son Traité des maladies des yeux, signale l'influence sur l'organe de la vision des maladies du maxillaire supérieur. Voici ce que nous trouvons à la page 96 de la traduction de MM. Varlomont et Testelin. Tumeurs fibreuses, ostéo-fibreuses, cartilagineuses, ou fibro-cartalagineuses du maxillaire supérieur. Lizars, Gensoul, Liston, Solly et d'autres ont décrit sous ces diverses appellations une classe de tumeurs non malignes, affectant le maxillaire supérieur. On les décrit comme très fermes, mais dépourvues de la résistance particulière aux kystes, et même quelquefois au fongus du sinus. Leur forme est globulaire ou irrégulière ; leur structure est le plus souvent homogène ; quelquefois, cependant, elles sont cartilagineuses à l'extérieur, et offrent à l'intérieur des aiguilles osseuses, ou contiennent une matière glaireuse ou albumineuse. Elles apparaissent souvent à la suite d'une lésion traumatique, débutant dans la substance de l'os ou dans le périoste, et atteignent quelquefois une dimension considérable, quoique leur marche soit extrêmement lente ; elles n'affectent point la constitution, ou ne la troublent que par la compression qu'elles exercent sur les parties voisines. Les tumeurs malignes, au contraire, s'accompagnent ordinairement de céphalalgie, d'obstruction de la narine, de déplacement de l'œil et d'élargissement de la partie supérieure de la face. Elles s'accroissent rapidement et affectent promptement la santé générale. Si les symptômes que nous venons de décrire manquent, il est probable qu'il s'agit d'une tumeur de l'espèce de celles dont nous traitons, et si elle ne cède pas à l'emploi de l'iode, il y a chance d'en obtenir la guérison par l'extirpation de l'os malade.

. Dans le but de s'assurer de la nature d'une tumeur qui faisait saillie au-devant du maxillaire supérieur, M. Stanley la traversa par l'intérieur de la bouche avec une aiguille canelée. La sensation que fit éprouver le passage de l'instrument à travers la tumeur lui fit reconnaître qu'elle était cartilagineuse et contenait quelques particules osseuses. Il fit appliquer d'une manière constante, sur la joue, un onguent contenant d'abord de l'iodure de potassium, puis de l'iode, et, sous l'influence de ce moyen, la tumeur diminua lentement. Au bout d'une semaine, elle avait diminué des deux tiers.

Le même auteur a représenté la face d'un garçon de quatorze ans ; elle est agrandie et déformée par une tumeur composée qui prend naissance à l'os maxillaire supérieur, remplit les cavités du nez et des orbites et s'étend jusque dans celles du crâne. Cette tumeur est formée de deux substances : l'une qui obstrue les narines consiste en un tissu non vasculaire, tandis que l'autre, qui occupe les cavités plus profondes du nez, des orbites et celles du crâne, est formée d'une substance cartilagineuse mélangée de matière osseuse. La maladie s'était développée très lentement. Les deux yeux avaient été chassés des orbites ; d'un côté, le nerf optique avait disparu, de l'autre, il était considérablement allongé. La portion de la tumeur qui pénétrait dans le crâne était enfouie dans les lobes antérieurs du cerveau.

Ce qui précède montre que si Mackenzie a pu observer l'enchondrome de la mâchoire supérieure, il n'en a cependant donné aucune relation concluante. Le dernier fait qu'il mentionne semble devoir être rapporté à une tumeur cancéreuse.

On trouve, dans le traité de Jourdain sur les maladies de la bouche (1), une observation très intéressante qu'on peut, avec

(1) Jourdain, tome Ier, planche 4, p. 172.

beaucoup de vraisemblance, considérer comme un exemple de tumeur cartilagineuse de la mâchoire supérieure et droite. Voici le résumé de cette observation.

Un enfant de trois ans, bien portant, bien développé, présentait une tumeur du maxillaire supérieur droit attribuée à une chute. La tumeur formait un relief de la grosseur d'un œuf de poule. « L'os maxillaire, dans son apophyse nasale, gêne l'œil et le rejette vers la partie supérieure. La partie qui forme le palais excède de la moitié d'un travers de doigt ; celle qui forme l'arcade alvéolaire extérieurement, de l'épaisseur de plus d'un doigt. Cette extension osseuse tend la peau du grand angle de l'œil, qui laisse à découvert le point lacrymal et rend l'œil larmoyant ; la deuxième molaire fait saillie et paraît chancelante. »

Deux ans plus tard Jourdain revoit l'enfant, et voici ce qu'il constate : « L'enfant était gai et bien portant, il avait le sinus droit considérablement distendu, le nez jeté du côté gauche, le palais tout bouleversé. Les bords maxillaires et alvéolaires étaient tellement saillants qu'à peine les lèvres les recouvraient. J'examinai cet enfant avec la plus grande attention. La tumeur était dure et circonscrite dans toute son étendue ; l'enveloppe générale dont elle était recouverte, ou plutôt sa substance générale, n'annonçait aucun fluide. Elle résistait au toucher et y était insensible dans tous les points. La peau, quoique distendue, n'était pas altérée dans sa couleur ; la tumeur elle-même était d'une assez belle couleur. »

Un charlatan ayant entrepris la cure de la maladie qu'il considérait comme une tumeur enkystée à contenu liquide, Jourdain raconte l'opération qui fut faite, et nous trouvons encore dans ces détails, des raisons de croire à un enchondrome. « L'opérateur fit sur la face antérieure du bord maxillaire et alvéolaire, une incision en V renversé, d'environ un pouce de haut sur autant et même un peu plus d'évasion par la partie inférieure, le long du bord alvéolaire. L'incision pénétra et traversa la partie postérieure ou palatine de la tumeur, et l'opérateur emporta ensemble et le morceau de la tumeur ainsi coupé et les dents comprises dans l'espace inférieur. Ce morceau sauta et rebondit à terre comme aurait pu le faire une de ces balles avec lesquelles les écoliers s'amusent. Le fluide que l'opérateur avait annoncé devoir exister réellement dans la tumeur, et sur lequel il fondait ses espérances, ne parut point. En ce moment, l'opérateur déconcerté, voulait aller plus avant, mais M. A. Petit l'arrêta. Néanmoins il fut assez prompt pour qu'on ne pût l'empêcher de larder la tumeur en trois ou quatre endroits et assez profondément, sans que pour cela il s'évacuât aucun fluide ichoreux ou lymphatique. Le vrai corps de la tumeur ne fournit pas même de sang. La légère hémorrhagie qui suivit cette opération était totalement isolée de cette tumeur prise dans sa vraie substance. »

Le charlatan avait promis la guérison au bout de six mois. Voici comment Jourdain termine l'histoire de ce malade. « Tel est au juste tout ce qui s'est passé dans cette affaire. Les six mois sont bien expirés, car, à compter du jour de l'opération, 6 août 1774 jusqu'au 14 juin 1777 que je corrige l'épreuve de cette observation, il y a près de trois années ; et, par le compte qui m'en a été rendu par plusieurs maîtres de l'art, il s'en faut de beaucoup qu'il y ait encore certitude réelle et démontrée de la réussite. »

Ceci montre que trois ans après le malade n'était pas guéri. Or, ceci se comprend ; une résection aussi imparfaite de la tumeur ne pouvait amener une guérison absolue. Nous croyons que certainement il n'y avait pas là un cancer ; mais nous sommes obligé d'admettre que si la probabilité est grande en faveur de l'enchondrome, il n'y a pas certitude absolue. A la rigueur, on pourrait considérer cette maladie comme une tumeur fibreuse de l'os maxillaire supérieur.

Nous avons trouvé dans les bulletins de la Société anatomique la relation d'un fait que nous avions entendu exposer par notre collègue M. Denucé, et dont nous avons examiné la pièce anatomique. Les détails cliniques manquent, mais la discussion anatomique ne laisse rien à désirer. Nous remarquons que cette tumeur, développée dans le sinus maxillaire, a eu une marche rapide ; elle causait des douleurs vives. Son extension assez considérable aux os voisins rappelle assez bien l'idée des tumeurs de mauvaise nature.

Obs. Ire. — *Enchodrome du maxillaire supérieur gauche* (1).

Catherine Lesec, quarante-huit ans, journalière à Bruchy (Somme), couchée salle Saint-Jean, No 7, service de M. Michon, à la Pitié.

---

(1) *Bulletin de la Société anatomique*, 1853, page 94.

Cette femme, d'un tempérament lymphatique nerveux, bien que jouissant encore d'une assez bonne santé générale au moment de l'opération, avait cependant vu sa constitution se détériorer depuis le commencement de sa maladie. Toutefois, la peau ne présentait nullement la teinte jaune caractéristique de la cachexie cancéreuse.

Comme antécédents, rien de syphilitique, rien d'héréditaire, pas de coups sur la face.

Au mois de juin 1851; douleurs sourdes dans la joue gauche, puis dans l'œil du même côté. La joue commença à se gonfler dans le courant d'octobre ; des douleurs lancinantes, très vives, qui s'irradiaient dans tout le côté gauche de la tête, empêchaient la malade de dormir. En même temps, l'œil devenait plus saillant.

La mastication, dans les derniers temps, était devenue tout à fait impossible des deux côtés, ainsi que l'olfaction du côté gauche. La narine droite même était en partie oblitérée. Le goût n'a jamais été altéré, à ce qu'affirme la malade.

La peau, très distendue du côté gauche de la face, présentait une teinte bleuâtre par la transparence des veines sous-cutanées. La tumeur était parfaitement arrondie, et l'enveloppe tégumentaire ne glissait pas sur les parties sous-jacentes.

En pressant sur la joue, sensation de dureté non osseuse.

Exophthalmie très marquée ; pas d'altération dans la vue.

La voûte palatine était envahie, ce qui s'annonçait par une plus grande saillie de la muqueuse, accompagnée d'une coloration rouge un peu brunâtre. La sensation éprouvée par le doigt promené en ce point était celle d'une dureté intermédiaire outre la consistance osseuse et celle du tissu ordinaire qui tapisse cette région.

Opération le 2 juin 1852. On fit un lambeau triangulaire à sommet inférieur, à base supérieure, et venant aboutir à la commissure labiale gauche.

Description de la tumeur. — Elle a à peu près le volume du poing ; elle occupait tout le sinus maxillaire, mais s'étendait aussi, comme nous le verrons, dans plusieurs des anfractuosités qu'on rencontre dans cette région.

Elle peut se diviser, pour ainsi dire, en deux portions principales : une première qui venait faire saillie vers la joue gauche, et une autre profondément cachée, qui n'est devenue visible qu'après l'enlèvement tout entier.

La première portion est comprise entre la voûte palatine, l'apophyse montante du maxillaire supérieur droit, le rebord inférieur de l'orbite gauche, et l'os malaire du même côté. Cette moitié de la tumeur, ainsi circonscrite par une espèce de ceinture osseuse en diagonale, et parfaitement limitée, enkystée, faisant saillie comme un œuf de dinde. Elle apparaissait directement sous la joue en se perdant latéralement et infé-

rieurement avec les parties molles de la région génienne. Sur la face
antérieure, et accolée à son enveloppe dans ce point, reste une couche
de fibres musculaires interrompue çà et là. Ce sont les vestiges des muscles de la face qui n'étaient plus séparés de la tumeur par une paroi osseuse, puisque la face antérieure de l'antre d'highmore est à peu près
complétement absorbée. Elle n'a donné d'autre trace de son existence
que quelques lamelles très minces qui ne forment pas un tout continu,
et que l'on ne peut découvrir qu'à la dissection, cachées qu'elles sont
par l'enveloppe fibreuse de la tumeur. Cette enveloppe paraît formée
par le périoste.

Les os qui bornaient cette première partie de la tumeur sont ramollis
dans toute leur épaisseur; ils ont été sciés ou coupés facilement pendant
l'opération. Ce changement de nature est d'autant plus sensible qu'on se
rapproche davantage du centre de la tumeur. C'est alors qu'on voit la
forme et l'aspect osseux disparaître pour se confondre avec la matière
enchondromateuse, de telle sorte qu'il y a un passage insensible entre le
tissu osseux et le tissu propre de la tumeur. L'arcade dentaire est con-
servée ; les dents qui restent sont intactes et solidement implantées, sauf
la dernière ; une molaire remue un peu.

La moitié plus profonde de la tumeur, c'est-à-dire celle qui se trouve
située au-dessus et en arrière de cette ceinture osseuse est beaucoup
plus irrégulière et moins enkystée. Là elle s'enfonçait dans les anfractuosités osseuses, adhérait en quelques points d'où elle n'a pu être
énuclée qu'avec quelques difficultés. Elle pénétrait d'une part dans la
fosse nasale, ayant détruit complétement la paroi externe de la fosse
nasale, droite, les cornets, dont il ne reste plus que quelques vestiges à sa
partie antérieure, la cloison et enfin le vomer, dont il ne reste plus
que la partie sphénoïdale.

La tumeur faisait donc saillie dans la fosse nasale du côté opposé.
Elle s'élevait jusqu'à la base du crâne, et notamment vers le sphénoïde,
logeant un de ses lobules, c'est-à-dire sa portion postérieure entre ses
apophyses ptérygoïdes. L'apophyse du côté malade avait à peu près
disparu, envahie par l'enchondrome. D'autre part, la tumeur avait soulevé le plancher de l'orbite qui était comme rongé, perforé en plusieurs
points, au niveau desquels la substance de la tumeur semblait faire hernie.

Si de cette étude générale, nous passons à celle de la nature même
de la tumeur, voici ce que nous constatons : une coupe faite dans l'intérieur démontre une résistance qui fait peu crier le scalpel. La surface
de cette coupe nous apparaît composée de grains qui lui donnent quelque analogie avec l'intérieur d'une grenade ou d'une figue. Ces grains sont
d'un blanc bleuâtre tout à fait semblables par leur couleur à celle des
cartilages articulaires. Ces grains sont comme juxtaposés et réunis par
un tissu cellulaire pourvu abondamment de vaisseaux, ce qui produit
une marquetterie rouge et blanche assez remarquable.

Une tranche mince mise sous le microscope ressemble parfaitement à une tranche de cartilage, c'est-à-dire que, sur un fond amorphe et granuleux, on rencontre un véritable semis de corpuscules cartilagineux disposés dans toutes les directions. Le tissu cellulaire, renfermant une substance amorphe, est disposé en petites cavités contenant un ou deux globules ordinairement, rarement trois. La plupart de ces globules ont des noyaux remplis de granulations.

Il n'y a absolument aucune cellule cancéreuse. Cet examen microscopique a été fait par MM. Lebert et Dénucé.

L'observation suivante est remarquable. C'est une tumeur fibro-cartilagineuse, développée au voisinage du périoste de la face antérieure du maxillaire supérieur, au niveau de la fosse canine. La tumeur avait 16 pouces de circonférence, et elle a été l'occasion d'une des premières résections de la mâchoire supérieure. Remarquons qu'au début la tumeur était mobile, sous-muqueuse ; il eût été possible de l'enlever sans sacrifier l'os lui-même :

Obs. II. — *Tumeur fibro-cartilagineuse du maxillaire supérieur gauche, ablation de cet os. Guérison complète* (1).

Varicèle, âgé de dix-sept ans, ouvrier en soie, d'une forte constitution, d'un tempérament sanguin, n'avait jamais dans sa vie éprouvé que les maladies de l'enfance, lorsqu'à l'âge de neuf ans, il tomba de cheval sur la joue gauche. Le coup fut suivi d'un gonflement inflammatoire qui céda en peu de temps. Un an après (1819) Varicèle s'aperçut de l'existence d'une tumeur de la grosseur d'un pois, mobile, indolente, et placée à la partie supérieure de la fosse canine. Malgré les résolutifs, la tumeur grossissait rapidement et en 1822 elle avait le volume d'un œuf. M. Mortier supposant une maladie du sinus maxillaire, pénétra dans le sinus par une alvéole. Le malade n'éprouva aucune amélioration. La tumeur continua de s'accroître rapidement, et lorsque Varicèle se présenta de nouveau à l'Hôtel-Dieu, en 1826, toute la partie interne du maxillaire y concourait.

Dans le but de guérir le malade, j'eus l'idée de pratiquer l'amputation, et je convoquai les chirurgiens les plus habiles de Lyon. — Ils déclarèrent que l'art était impuissant, et le malade fut renvoyé.

Le 4 mai 1827, Varicèle se présenta de nouveau, me suppliant de faire quelque chose pour le sauver, menaçant de se suicider. — A cette époque, la tumeur occupait tout le côté gauche de la face, avait dévié l'orifice de la bouche, s'étendait de haut en bas, depuis le plancher de

(1) Gensoul, *Lettre chirurgicale*, p. 15.

l'orbite jusqu'à deux lignes au-dessus du menton, d'avant en arrière, depuis le nez qui était déjeté à droite jusqu'au niveau de l'angle du maxillaire inférieur. — La circonférence était de 16 pouces, la résection du maxillaire supérieur fut faite le 26 mai. Le voile du palais étant sain fut laissé intact ainsi que l'apophyse ptérigoïde. Le 2 juillet, le malade est parti guéri. Revu depuis, la guérison s'est confirmée. La tumeur examinée, est formée par un tissu fibro-cartilagineux.

Nous trouvons dans le livre de M. Heyfelder une observation d'enchondrome du maxillaire supérieur, dont le point de départ paraît être le sinus maxillaire. Il en était ainsi de la pièce de M. Michon, présentée par M. Denucé, observation Ire ; il en est de même d'un cas de M. Dubourg, mentionné seulement dans le *Bulletin de la Société anatomique* pour 1828. Voici l'observation de M. Heyfelder, telle que nous la trouvons à la page 37 de la traduction de M. Pétard.

Obs. III. — *Enchondrome partant du sinus maxillaire gauche.*

On trouve dans la collection pathologique de Munich un enchondrome recueilli sur une femme de 56 ans, dont le développement est donné comme datant de 22 mois, mais qui, selon toute ressemblance, existait déjà dans le sinus depuis longtemps, mais sans présenter de symptômes. Il a la grosseur de la tête d'un homme et est formé de trois lobes principaux qui se coupent l'un l'autre en s'échancrant superficiellement. Deux de ces lobes se sont développés sur le côté gauche qui, étant beaucoup plus distendu que le droit, a fortement repoussé à droite les parties molles de la ligne médiane; par suite, les parties extérieures du nez paraissent complétement affaissées, et les deux fosses nasales ressemblent à deux fentes que l'on aurait obliquement comprimées et qui seraient situées à droite sur une ligne oblique.

Le globe oculaire gauche est recouvert par la tumeur et par la peau, qui forme de nombreux plis à la base de cette dernière ; la peau qui la recouvre est tendue, normale et unie à celle-ci par un tissu fibreux résistant ; l'enchondrome, parti du sinus maxillaire gauche, l'a surtout distendu en avant en haut et en bas, mais non postérieurement. Il renferme dans sa partie médiane une cavité vestige du sinus maxillaire, de la grosseur d'une petite noix, qui communique avec la cavité nasale. La partie postérieure de la cavité nasale et les sinus frontaux sont conservés; la partie antérieure de la cavité nasale est perméable, mais tellement comprimée que ses parois se touchent.

La partie supérieure de la tumeur enveloppe des deux côtés l'apophyse frontale de l'os maxillaire et l'os nasal, et s'étend extérieurement sur le frontal, laissant intacts les sinus frontaux. Après avoir distendu les parties dures du palais et l'apophyse alvéolaire, et les avoir converties en une masse déformée, venant faire une saillie bombée et parsemée d'inégalités dans la cavité buccale, l'enchondrome pénètre dans le sinus maxillaire droit, auquel il paraît faire subir une distension modérée.

Sur la surface d'une incision perpendiculaire, faite à travers la fosse nasale gauche, la tumeur cartilagineuse paraît en partie ossifiée, surtout autour de l'antre d'hygmore et dans la partie touchant à l'os nasal, mais les bords présentent encore, dans toute leur étendue, le cartilage en bon état. Une enveloppe osseuse n'entoure pas extérieurement la tumeur, de sorte qu'on doit encore la ranger au nombre des enchodromes sans enveloppe osseuse. Etudiée au microscope, la tumeur présente des cellules osseuses, des cellules cartilagineuses en voie d'ossification, des corpuscules osseux arrivés à un développement complet, et une masse constituante amorphe et exceptionnellement fibreuse.

Les trois faits suivants ont trait à des enchondromes développés sur la face antérieure de l'os maxillaire et aux dépens de l'apophyse montante.

1° Patridge (*The Lancet*, 1852, Bd. 11. S. 176) extirpa un enchondrome en voie d'ossification, et en même temps une partie de l'apophyse nasale du maxillaire supérieure à laquelle la tumeur adhérait. Cet enchondrome s'était assez largement développé dans un espace de vingt mois, avait été extirpé huit mois auparavant, et s'était aussitôt reproduit à la même place.

2° Langenbeck réséqua, en 1848, sur un enfant de quatorze ans, l'apophyse nasale du maxillaire supérieur gauche, pour un enchondrome en partie ossifié qui, dans l'espace d'un an, avait atteint la grosseur d'une noix. L'apophyse nasale du maxillaire supérieur était amincie, brisée par endroits ; la partie du palais qui se trouvait au-dessous était saine, la cloison du nez repoussée à droite, et le globe de l'œil proéminant. La tumeur était d'une consistance partout égale, d'une couleur blanchâtre, d'un bleu clair ; son tissu, pauvre en fibres, était riche en cellules cartilagineuses, et présentait des couches concentriques et des noyaux radiés ; la substance intercellulaire était visible et très évidente.

3° Le même enleva, en 1852, à une femme de 26 ans, un enchondrome de la grosseur d'une pomme, ainsi que la paroi antérieure du maxillaire supérieur, sur laquelle se trouvaient la tumeur, et l'apophyse nasale. — La tumeur existait depuis sept ans, avait été enlevée deux fois en partie, mais s'était de nouveau reproduite et était restée stationnaire pendant la dernière année.

L'enchondrome des mâchoires peut débuter par le bord alvéolaire. M. Flaubert, de Rouen, rapporte le fait suivant :

Obs. IV. — Il y a sept ans, madame C... portait au bord alvéolaire du maxillaire supérieur gauche une tumeur qui, opérée déjà deux fois, s'était reproduite deux fois. Il est vrai qu'on s'était contenté d'exciser les parties saillantes. Mon père fut consulté et proposa l'opération, qu'il regardait comme offrant des chances d'un succès durable. M. Cruveilhier, qui vint à Rouen à cette époque et qui vit la malade, pensa que la tumeur n'était pas cancéreuse, et conseilla aussi l'opération. Mon père la fit : il enleva la tumeur au delà de ses limites, et la guérison est encore aujourd'hui parfaite. Cette tumeur, sous le rapport de sa structure, offrait tous les caractères des ostéochondrophytes

Nous trouvons dans la thèse de M. Fayau la mention d'un fait analogue emprunté au service de M. Laugier.

C'est un fait de même nature, c'est-à-dire un enchondrome parti du périoste, opéré, puis récidivant et nécessitant la résection du maxillaire supérieur. Voici la note que j'extrais textuellement de la thèse de M. Fayau, page 86 :

Obs. V. — Un fait dont je dois la communication à l'amabilité de M. Décès, est relatif à une femme de quarante-deux ans, sur laquelle M. Laugier, au mois de décembre 1855, pratiqua la résection du maxillaire supérieur gauche, pour une tumeur cartilagineuse dont le début datait d'un an à dix-huit mois. Trente mois auparavant, elle avait été déjà opérée par le même chirurgien, pour une petite tumeur du maxillaire située au niveau de la canine. — La malade est sortie vers la fin de décembre, en voie de guérison. — Examen microscopique par M. Verneuil.

Si nous résumons maintenant les résultats qui nous sont fournis par l'examen anatomique des dix ou douze observations que nous avons pu réunir, voici nos conclusions :

L'enchondrome peut se développer aux dépens de l'os maxillaire supérieur. La tumeur a pour point de départ ou bien la partie extérieure de l'os, ou bien le corps de l'os lui-même. Dans le premier cas, l'enchondrome prend son origine sur des lames superficielles de l'os, soit plutôt entre l'os et le périoste. Dans l'observation de M. Flaubert et dans celle de M. Laugier (Obs. IV et V), c'est au niveau du bord alvéolaire de la mâchoire. Dans le cas de Patridje, la tumeur adhérait à l'apophyse nasale qu'il fallut réséquer. Il en est de même pour l'observation de Langenbeck. Enfin, dans une autre observation du même chirurgien, la tumeur s'étant développée au-devant de la face antérieure de l'os maxillaire, l'apophyse nasale était aussi en cause.

Dans l'observation II de Gensoul, la tumeur, mobile à l'origine, occupait la fosse canine.

D'autrefois, l'enchondrome occupe l'épaisseur de l'os lui-même, soit qu'il débute ainsi, soit qu'il se propage de la superficie vers la profondeur, comme dans les cas de MM. Flaubert et Laugier. Lorsque l'enchondrome débute par le corps de l'os, nous avons dû rechercher si son point de départ était dans l'os lui-même ou dans la cavité du sinus maxillaire. — M. Denucé a intitulé son observation : *Enchondrome du maxillaire*, et il est dit que la cavité du sinus était remplie. Dans l'observation due à M. Heyfelder, il est dit que l'enchondrome partait du sinus dont il avait distendu les parois en respectant la cavité. Dans ces deux cas, la tumeur avait envahi les cavités voisines, avait déterminé l'exophtalmie, il est donc probable que la production morbide avait pris naissance vers le sinus, dont elle avait plus ou moins modifié la cavité.

Dans le fait de M. Dubourg, il est question d'une tumeur grosse comme un œuf, libre dans la cavité aux parois de laquelle elle était rattachée par un pédicule.

Le fait mentionné par M. Giraldès est donné comme une maladie du sinus.

Il y a donc un point à élucider, savoir si l'enchondrome prend naissance sur la membrane interne du sinus, ou bien si il se développe entre cette membrane et le tissu osseux.

Les enchondromes de la mâchoire supérieure peuvent acquérir un grand volume, détruire l'os et gagner les cavités voisines. Ainsi le montrent les observations précédentes. L'enchondrome paraît se vasculariser, se ramollir, mais nous ne connaissons pas d'exemple de formation kysteuse. Une modification fréquemment observée, c'est l'ossification d'une partie plus ou moins considérable de la tumeur. Relativement à l'os maxillaire lui-même, la lecture des observations nous démontre qu'il est plus ou moins détruit par la production étrangère ; mais nous ne le voyons pas formant parois à l'enchondrome ; en un mot, l'enchondrome avec coque osseuse n'a pas été encore observé à la mâchoire supérieure.

On peut donc dire, que toutes les tumeurs dites kystes osseux de la mâchoire supérieure avec des contenus si divers, se présente-

ront avec un aspect tout différent de celui que nous offrira l'enchondrome. Jusqu'ici, il n'existe pas de fait montrant une distension de l'os, un amincissement des parois, et le symptôme indiqué par Dupuytren, le craquemement des kystes osseux, fait
dans lequel on aurait trouvé le contenu du kyste constitué par le
tissu cartilagineux.

Si nous passons maintenant à l'étude des chondromes de la
mâchoire inférieure, voici ce que dit M. Paget :

« A la mâchoire inférieure, ces tumeurs paraissent prédisposées
à affecter une forme particulière occupant l'étendue totale de l'os.
Une des tumeurs les plus remarquables, dans le musée du collége,
est de cette nature : la malade était une dame de trente-neuf ans ;
la tumeur était développée depuis huit ans ; elle avait commencé
comme une petite tumeur dure située exactement au-dessus de la
première dent molaire droite et s'était développée graduellement
jusqu'à entourer toute la mâchoire inférieure, sauf dans la partie
correspondante à la branche montante du côté droit. La tumeur
mesurait deux pieds de circonférence et six pouces d'épaisseur.
La malade mourut épuisée par le défaut d'alimentation et par
l'ulcération des différentes parties de la tumeur survenue pendant
les deux dernières années de sa vie. »

L'observation suivante, due à M. A. Flaubert, de Rouen, présente bien des analogies avec le fait mentionné par Paget. C'est un
enchondrome sous-périostal. Le développement en a été très rapide ; mais les détails anatomiques fournis par M. Flaubert nous
paraissent suffisants pour affirmer qu'il s'agissait certainement
d'un enchondrome. L'auteur n'a pas été aussi affirmatif ; mais, à
la suite de réflexions très sages, et qu'il sera bon de lire, il con-
clut en disant qu'il croit à la nature cartilagineuse de la tumeur.
puis il se rassure sur les suites de son opération, en rapprochant
ce fait d'un autre dans lequel la tumeur n'avait pas récidivé sept
ans après. Ce fait constitue notre observation IV.

OBS. VI. — *Observation et réflexions sur une exostose de nature
douteuse, développée sur le maxillaire inférieur et qui a exigé la
résection de l'os;* par A. FLAUBERT, chirurgien adjoint de l'Hôtel-
Dieu de Rouen (1).

Séraphine Lucas, âgée de 20 ans, toilière dans les environs de Pont-
Audemer, offre toutes les apparences de la plus belle santé : aucun

(1) Archives, année 1840. 3e série, tome 9, page 264.

membre de sa famille n'a été atteint d'affection cancéreuse; sa mère seule est morte, et c'est à la suite d'une phthisie pulmonaire qu'elle a succombé. Les menstrues ont paru chez la fille Lucas à 16 ans; régulièrement la première année, elles sont mal venues pendant près de deux ans, et depuis quatre mois ont reparu régulièrement.

Il y a à peu près dix-huit mois, une végétation rouge, mollasse, parut au centre de la première grosse molaire droite inférieure, dont la couronne était en grande partie détruite par la carie. Pendant près d'un an cette végétation ne fit pas de progrès; mais vers la fin de l'année 1839, la fille Lucas l'irrita avec la pointe d'une aiguille, et la tumeur grossit, s'étendit aux parties voisines et devint le siége de douleurs lancinantes, que ne calmèrent ni des gargarismes de différente nature, ni l'extraction de la dent, qui fut pratiquée au mois d'avril dernier. A partir de cette époque, l'os maxillaire se gonfla, et le gonflement devint sensible à l'extérieur, l'extraction de la deuxième grosse molaire qui était saine n'arrêta en rien la marche de la maladie, et le 17 juillet la fille Lucas entra à l'Hôtel-Dieu.

La partie latérale et inférieure droite de la face est projetée en avant et en bas; la commissure droite des lèvres repoussée un peu en haut; la peau de cette région est saine, peu mobile. La tumeur sous-jacente, formée par la branche de la mâchoire, très dense, régulière, sans bosselures adhérentes à la face externe et au bord inférieur de l'os, bien limitée, semble commencer en avant sur la ligne médiane et se prolonger en arrière jusque près de l'angle de la mâchoire. Examinée par la cavité buccale, cette tumeur a la même étendue qu'extérieurement, avec cette seule différence qu'elle commence plus en dehors de la symphyse et paraît s'étendre un peu à la partie inférieure de la branche de la mâchoire; mais elle est inégale, bosselée surtout en arrière, où elle offre deux végétations pédiculées; sa consistance est celle du squirrhe; la pression n'est pas douloureuse; la muqueuse qui la recouvre est lisse, très adhérente, plus pâle que celle qui tapisse les parties saines; plusieurs points sont ulcérés superficiellement; l'un d'eux est rempli de matière pultacée adhérente. Les grosses molaires manquent de ce côté, deux ont été arrachées, la dernière n'a pas encore paru; les autres dents existent; les deux incisives, la canine et la première petite molaire saines et bien plantées, la seconde petite molaire saine mais déjetée en dedans.

La gouttière qui existe entre la joue et l'arcade dentaire a presque complétement disparu; la langue, légèrement refoulée en haut et à gauche, est très saine; le plancher de la bouche et les ganglions cervicaux ne sont point altérés. Voix un peu gênée, mastication impossible de ce côté; les ulcérations qui existent sur la tumeur sont très superficielles, de façon qu'il n'y a ni crachement abondant ni fétidité; douleurs lancinantes qui se reproduisent à intervalles assez répétés. Pas de flueurs blanches, pas de maladies antérieures.

21. La malade, qui, depuis son entrée, a mangé la portion, est mise aux trois quarts.

22. *Opération.* — La malade étant assise sur une chaise, je fais incliner fortement la tête sur l'épaule gauche ; placé derrière elle et un peu à sa gauche, je pratique avec un bistouri convexe une incision courbe qui commence à la symphyse du menton, vers le bord inférieur de l'os, passe à la partie inférieure de la tumeur et se termine au niveau du lobule de l'oreille, à un ou deux centimètres au-devant de lui ; j'abandonne aussitôt ma position pour me placer en avant et à droite de la malade et disséquer le lambeau de bas en haut. Arrivé au-dessus de la tumeur, j'incise graduellement la muqueuse de la bouche, et la tumeur est bien isolée. Ses limites sont bien celles que j'ai reconnues à travers les parties molles ; mais en avant, le gonflement de l'os, que je croyais étendu jusqu'à la symphyse, s'arrête au niveau de l'incisive latérale. Bien que je sois sur les limites du mal, je pense, en raison de l'importance des attaches des muscles géniens, que la section de l'os peut être faite au niveau de cette dent ; je l'arrache, et les deux incisions verticales, pratiquées à la face externe du maxillaire jusqu'à l'os, indiquent les points e section en avant et en arrière de la tumeur. Une longue aiguille légèrement courbe est introduite de bas en haut au niveau de l'angle de la mâchoire, rase la face interne de l'os et entraîne la scie à chaîne : l'os est divisé. La scie est reportée de la même manière derrière l'alvéole de l'incisive latérale, et la section faite rapidement. Je saisis fortement la tumeur et l'attire au dehors ; deux coups de bistouri donnés à sa face interne suffisent pour l'isoler complétement.

Ligature de l'artère faciale et de deux rameaux qui donnent beaucoup de sang. Après avoir attendu pendant douze à quinze minutes, je rapproche les lèvres de la plaie à l'aide de neuf points de suture entortillée, savoir : cinq à la partie antérieure, depuis le menton jusqu'à la partie moyenne de l'incision ; quatre en arrière ; entre ces deux séries d'épingles, il reste un espace de 3 à 4 centimètres par lequel sortent les ligatures des artères. Sur ce point, j'applique un plumasseau maintenu par une compresse lâchement mise.

Examen de la tumeur. — La section a porté en avant au niveau de l'incisive latérale, en arrière au niveau de l'angle de la mâchoire, suivant une ligne presque verticale ; le poids de la tumeur est de 110 grammes ; mesurée par sa force externe, elle donne 15 centimètres et 8 par sa face interne ; sa circonférence, à sa partie moyenne, est de 14 centimètres.

A cette tumeur adhèrent, en dedans, des portions des muscles mylohyoïdien, et digastrique, la presque totalité de la glande sublinguale saine, le nerf mylo-hyoïdien ; en dehors, une portion des fibres charnues du masséter, du buccinateur et du triangulaire des lèvres, l'épanouissement du nerf dentaire inférieur, dont les filets sont très gros. De

tous côtés, sauf en avant, à sa face externe, où l'os est scié sur les limites du mal, il existe plusieurs millimètres entre les points altérés et
ceux de la section. Aux points correspondants à la maladie, la muqueuse
buccale est intimement adhérente, lisse, mince, rosée, continue, sans ligne
de démarcation avec celle qui est saine. Une section de l'os parallèle à
ses bords permet de voir les deux lames de tissu compacte, qui limitent
l'os, bien distinctes, épaissies, très denses, éburnées; le tissu réticulaire,
qui remplit l'intervalle que ces deux lames laissent entre elles, est con-
verti en un tissu grenu, d'un blanc rosé, dense, serré, qui semble tenir le
milieu entre le tissu spongieux et le tissu compacte. La dernière molaire,
saine, existe dans l'intérieur de l'os, qui a été scié à quatre ou cinq millimètres en arrière d'elle; dans le canal dentaire, le nerf est volumineux,
l'artère a son calibre normal. De toute la surface du maxillaire partent
des rayons crétacés, divergents, qui se perdent dans une masse de tissu
comme fibro-cartilagineux blanc, grisâtre, opaque, élastique, qui occupe
toute la périphérie de la tumeur, où il forme de gros mamelons ; çà et
là, ces rayons crétacés sont plus serrés les uns contre les autres, et forment des masses dures et presque compactes, tout à fait semblables à ce
qui existe entre les deux tables de l'os. Ces rayons partent des couches
superficielles de l'os et y sont adhérents ; si on les détache, l'os devient
inégal et rugueux. Le périoste, aminci au niveau de la masse morbide,
est soulevé par elle, y adhère intimement, et se perd à sa surface au
milieu des adhérences de la muqueuse buccale et des fibres charnues.

Dans la journée, écoulement de sang abondant qui dure deux à trois
heures et s'arrête spontanément.

Le 23, nuit assez bonne ; fréquence du pouls.

Le 24, dans la nuit, gonflement et rougeur près des épingles. (Bouillon,
lavement).

Le 25, même état.

Le 26, pouls normal, état très satisfaisant. La malade se lève pour
que l'on fasse son lit. (Soupes.)

Le 27, toutes les aiguilles sont retirées. (Quart en aliments liquides.)

Le 28, chute des ligatures. (Cataplasmes sur quelques piqûres en-
flammées.)

Le 29, même état. — La fille Lucas, qui s'ennuie à l'Hôtel-Dieu, nous
quitte pour aller chez une parente qu'elle a dans la ville, et fait à pied
une course qui exige d'une personne bien portante vingt minutes de
marche.

6 août. — La fille Lucas vient nous faire ses adieux avant de retour-
ner dans son pays. — La partie inférieure droite de la face est légèrement apiatie ; le menton pointu et dévié à droite ; la commissure des
lèvres, moins tirée en arrière que celle du côté gauche, est moins mobile
et ne peut être portée en bas ; la sensibilité de cette portion de la face

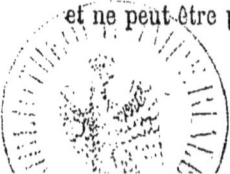

2

et de la lèvre inférieure est obtuse. Cicatrice très belle, non apparente quand la malade ne lève pas la tête; la partie moyenne seule n'est pas réunie complétement; mais tout suintement a cessé depuis plusieurs jours. J'ai dit que le grand fragment était porté en dedans; le petit ne l'est pas. Bien que la mastication soit gênée, la fille Lucas mange du pain. Les extrémités osseuses, très saines, sont recouvertes d'une membrane lisse, rosée, peu épaisse, en tout semblable à la muqueuse voisine, avec laquelle elle se continue sans ligne de démarcation. Une gouttière profonde et solide existe entre la langue et la joue.

Réflexions. — L'incision que j'ai faite n'est autre que celle employée, il y a douze ans, par Roux, et reproduite dernièrement par M. Velpeau. Pratiquer ainsi l'opération est assurément moins facile qu'en suivant les procédés de MM. Lisfranc, J. Cloquet et V. Mott; mais aussi le résultat est plus beau et ce résultat importait chez une fille de vingt ans. La tumeur a été grandement découverte, sauf en avant, mais je pouvais encore manœuvrer aisément ; s'il n'en eût pas été ainsi, je n'aurais pas hésité à prolonger l'incision en avant et à diviser la lèvre inférieure dans toute sa hauteur. On pourrait se donner beaucoup d'aisance et éviter la section de la lèvre en commençant l'incision, non sur la ligne médiane, mais du côté opposé de la symphise. J'ai négligé les incisions que l'on a faites à la face postérieure du maxillaire, sur le trajet que doit parcourir la scie, car ces incisions ne servent qu'à allonger inutilement l'opération ; et elles sont difficiles à faire, et par conséquent très souvent mal faites. Elles sont inutiles, car l'épaisseur de la scie est toujours plus grande que celle du bistouri ; elles sont insignifiantes enfin, car le décollement du périoste par la scie, n'aurait pour le maxillaire les mêmes inconvénients que dans les amputations des membres ; et, d'ailleurs, qui ignore que beaucoup de chirurgiens nient cet inconvénient et rejettent ce temps de l'opération? Tous les chirurgiens qui ont fait ou vu faire la résection du maxillaire inférieur, savent qu'il y a beaucoup d'avantage à n'isoler l'os des parties molles qu'après l'avoir scié; qu'ainsi l'on n'est pas gêné par le sang pendant la plus grande partie de l'opération ; que l'on peut, par une traction sur l'os, l'entraîner au dehors et l'isoler mieux et plus vite; cette précaution est importante, surtout lorsqu'on enlève la partie moyenne de l'os, car alors on n'est pas, pendant tout le temps de l'opération, exposé à voir suffoquer le malade.

Diagnostic. — Quelle est la nature de la tumeur? Est-ce un cancer de l'os; est-ce une de ces exostoses décrites par M. Cruveilhier sous le nom d'ostéochondrophytes (*Anat. path.*, 34 liv.)? Je n'ose me prononcer. En effet, la végétation rouge, mollasse, qui a paru au centre de la dent, et par laquelle la maladie a débuté, le développement rapide de cette tumeur et les douleurs lancinantes dont elle était le siége, appartiennent aux cancers et non aux ostéochondrophytes. Ces tumeurs ont les os pour point de départ, n'intéressent les parties molles que rarement, et quand elles sont parvenues à un très gros volume, se développent très lentement, et enfin sont indolentes. Le malade dont parle M. Cruveilhier, et qui portait un ostéochondrophyte énorme développé sur la branche du pubis, n'en avait jamais souffert, et lors de son séjour à l'Hôtel-Dieu de Rouen, il le frappait fortement avec le poing pour nous prouver son insensibilité.

D'autre part, la tumeur de la fille Lucas a la plus grande analogie de structure avec les ostéochondrophytes; elle en diffère cependant en deux points : 1° défaut de transparence du tissu cartilagineux, même quand il est coupé en tranches minces ; 2° absence de géodes. L'absence de ces deux caractères importants ne doit point faire rejeter la nature ostéo-cartilagineuse de la tumeur; car dans celle des exostoses, dont parle M. Cruveilhier, et que j'ai examinée avec soin à l'état frais, les rayons osseux se perdaient au milieu du tissu cartilagineux opaque, sans cavités ; le développement des géodes, en même temps que la transparence du tissu, allait, en général, en augmentant, à mesure qu'on se rapprochait de la périphérie de la tumeur. Je suis donc fondé à considérer l'opacité et le manque de géodes dans la tumeur de la fille Lucas, comme dépendant du peu d'ancienneté de la maladie. Dans le doute où je me trouve, je ne peux que désirer d'avoir enlevé un ostéochondrophyte, car alors l'autorité si importante de M. Cruveilhier, qui regarde ces productions ostéo-cartilagineuses comme incapables de dégénération, nous ôterait toute crainte de récidive.

Nous devons à l'obligeance de notre ami le docteur Isambert, chef de clinique de la Faculté, la traduction de l'observation suivante. Ce fait, à la fois remarquable et singulier, et que nous devrons discuter à l'occasion du traitement qu'on doit faire subir aux chondromes de la mâchoire, ce fait, dis-je, est difficile à bien interpréter au point de vue anatomique. L'examen des portions enlevées, montre sans conteste, que c'était bien là une tumeur cartilagineuse ; mais quel était le siége anatomique de cette production ? Son volume immense nous porterait à penser que c'est encore là une tumeur sous-périostale. Cependant l'auteur dit que dans quelques points on trouvait encore des vestiges de la coque osseuse détruite par les progrès du mal ; ce serait donc un véritable enchondrome, c'est-à-dire une masse cartilagineuse développée dans l'épaisseur de l'os. Mais dans cette hypothèse, nous avons de la peine à croire que la tumeur ait pu être complétement enlevée à la suite des résections partielles qu'on lui a fait subir. Nous restons donc dans le doute ; remarquons seulement que l'affection s'est encore présentée là avec le caractère que lui assigne M. Paget, c'est-à-dire tumeur envahissant la presque totalité de l'os.

Obs. VII. — *Enchondrome très volumineux de la mâchoire inférieure, guéri complétement par des excisions partielles et successives* (1).

C'est une observation très remarquable d'extirpation d'une tumeur très volumineuse de la mâchoire par des opérations successives. Ce fait est d'autant plus remarquable, que la guérison complète fut le résultat de la prudence et du génie chirurgical de Dieffenbach, et cela dans un cas reconnu incurable par un grand nombre de chirurgiens.

Une jeune fille de treize ans et demi, d'une constitution vigoureuse, avait remarqué, depuis six années, une tumeur placée au devant et sur le milieu de la mâchoire inférieure. Cette tumeur, qui avait grossi successivement, recouvrait toute la partie antérieure du maxillaire et descendait au devant de la poitrine. Elle avait le volume d'une forte tête d'enfant aplatie.

Malgré le développement extraordinaire de cette tumeur, la malade n'éprouvait aucune douleur, et la santé générale n'était nullement troublée. Le mal s'étendit ensuite vers l'angle de la mâchoire, et dans ce point même la tumeur n'était pas franchement limitée. On trouvait là une tumeur dure et osseuse, mais dans son milieu, et à la partie antérieure, elle paraissait plus élastique, plus tendue, ne présentant que par places quelques plaques osseuses, irrégulières, traces évidentes de la coque osseuse qui avait existé primitivement, et qui s'était ensuite brisée dans tous les sens. — Dans beaucoup de points la tumeur était

---

(1) Lebert, *Abhandlungen aus dem gebiete der praktischen chirurgie*, page 197, obs. 9.

molle, élastique, mais la partie postérieure est dure et ferme. Par suite de la destruction des alvéoles, les dents manquent en partie, les autres sont plus vacillantes, occupent des places variables soit en avant, soit en arrière. Les parties molles sont intactes, la respiration et la déglutition sont normales. Soit à cause de la longue durée du mal, soit à cause de la conservation de la santé générale, soit à cause de l'absence de douleur, soit enfin à cause de l'intégrité des organes voisins, la tumeur fut regardée comme de bonne nature et diagnostiquée enchondrome avant l'opération.

La première extirpation partielle fut faite de la manière suivante : Dieffenbach fit une incision horizontale de 4 pouces de long; à un pouce et demi au-dessus de la bouche. Les lambeaux furent disséqués et relevés, le supérieur jusqu'à la bouche, l'inférieur jusqu'au milieu de la hauteur de la tumeur. Ensuite, avec la scie à main, on enleva la moitié de la tumeur, puis, avec une cisaille, on détruisit tout ce qu'il fut possible des parties osseuses, de sorte que, finalement, plus de la moitié de la tumeur se trouva enlevée.

On s'arrêta parce que la malade avait déjà perdu trop de sang; les lambeaux furent rapprochés et maintenus au moyen de sutures et de bandelettes.

Cette portion de la tumeur consistait en un tissu cartilagineux très mou qui, par places, présentait encore la consistance gélatineuse. Le réseau osseux de nouvelle formation était si mince qu'on pouvait le couper facilement et le rayer avec l'ongle.

La fièvre traumatique fut assez forte, mais la surface granula bientôt et commença de se souder avec la face correspondante des téguments. Quatorze jours après l'opération, il y avait encore un trajet fistuleux; mais, cinq semaines après, les bords de la plaie et la surface de section de la tumeur étaient confondues avec la lèvre.

Après trois mois, la santé étant fort améliorée par l'emploi des toniques, une nouvelle opération put être tentée. Une incision fut faite depuis l'angle de la mâchoire et le long du bord droit. Les parties molles étant isolées, la partie droite de la tumeur se trouva découverte dans une grande étendue.

On enleva autant de la tumeur qu'il fallut pour obtenir une portion restante analogue comme forme à la mâchoire normale, puis, les parties furent réunies par la suture.

La portion enlevée consistait en une masse osseuse, d'apparence celluleuse, et renfermant une substance cartilagineuse grise, et gélatineuse comme consistance. Pas d'accidents, la cicatrisation était parfaite après quelques semaines.

Deux mois plus tard, on refit la même opération pour le côté gauche, et le reste de la tumeur fut enlevé. Les suites furent encore assez simples. La malade fut mise aux toniques. Après six mois d'épreuves et avec trois opérations, la malade se trouva complétement débarrassée de son affection.

M. Lefort, aide d'anatomie, a bien voulu nous transcrire une observation d'enchondrome de la moitié gauche du maxillaire inférieur. Les détails anatomiques sont peu nombreux ; cependant, l'auteur paraît disposé à admettre que la maladie aurait débuté par le périoste de la portion horizontale de l'os. Une remarque importante est à faire : la maladie, quoique ayant pris une grande extension, avait néanmoins respecté l'articulation temporo-maxillaire. Dans ce cas, il s'agit d'un très jeune enfant.

Obs. VIII. — *Désarticulation du condyle gauche de la mâchoire inférieure avec résection de presque toute la moitié gauche de l'os, pour une volumineuse tumeur cartilagineuse provenant de la mâchoire et occupant tout ce côté de l'os, à l'exception du condyle et de son col, par* William Baumont, *professeur de chirurgie à l'université de Toronto, Canada.*

James M'Cum, âgé de 7 ans, fut admis à l'hôpital général de Toronto, le 17 septembre 1849, avec une déformation considérable de la face. Lors de l'admission, la tumeur s'étendait, en haut, juspu'à l'apophyse zygomatique, couvrant presque entièrement l'articulation temporo-maxillaire ; en bas, elle descendait à plus de 0m,025 au-dessous de l'angle de la mâchoire ; en dedans, elle atteignait la ligne médiane dans l'intérieur de la bouche ; en arrière, elle dépassait la branche de la mâchoire, et en avant, allait jusqu'à la dernière bicuspide.

La tumeur repoussait la langue tout à fait à droite du plan médian, cachait le voile du palais et remplissait presque complétement l'isthme du gosier. Les dents molaires de la mâchoire supérieure étaient enchâssées dans la tumeur, la bouche était constamment ouverte, la salive s'en échappait continuellement, et les incisives inférieures et supérieures étaient à plus d'un centimètre de distance. La tumeur était très saillante, la distance de la commissure labiale jusqu'au lobule de l'oreille du côté gauche était de 0,14 et de 0,08 seulement à droite. La tumeur avait toujours été et était encore indolore, sa forme était globuleuse, elle était dure comme du cartilage sur toute sa surface, du côté de la bouche elle était recouverte par la muqueuse non ulcérée, tandis que les parties molles de la joue qui la couvraient en dehors, quoique très épaisses, n'étaient point ulcérées ni en aucune façon envahies par la maladie, ni aucunement adhérentes.

D'après le père et la mère de l'enfant, la tumeur ne datait que de trois mois, elle n'était pas plus grosse qu'une muscade, et naissait de la portion horizontale de la mâchoire inférieure. A la fin du deuxième mois, elle avait acquis sa plus grande largeur extérieurement, mais pendant le dernier mois, elle gagna en dedans du côté de la bouche et en arrière vers le pharynx.

Comme cause de la maladie, le malade dit avoir reçu un coup sur le côté gauche de la mâchoire, quelques mois avant la naissance de la tumeur.

Lors de l'entrée, il ne pouvait parler d'une manière intelligible et avalait avec beaucoup de difficulté sa nourriture, toujours fluide ou semi-fluide.

Il était maigre et pâle, mais sa santé générale était assez bonne.

Opération, 25 septembre. — Je fis une incision courbe à concavité supérieure, s'étendant depuis le lobule de l'oreille jusqu'à l'angle de la bouche, comprenant toute l'épaisseur de la joue et la commissure des lèvres, et exposant la face externe de la tumeur. Après avoir lié l'artère faciale, je disséquai le lambeau supérieur, je trouvai la tumeur fixée solidement sous l'os malaire. Je passai entre les deux une forte spatule d'ivoire et dégageai, en m'en servant comme d'un levier, la tumeur, en la repoussant en bas. Je disséquai ensuite le lambeau inférieur, détachai le muscle mylo-hyoïdien et sciai verticalement la mâchoire au niveau de la première petite molaire. En tirant la mâchoire en dehors, je séparai par fracture la tumeur du condyle et de son col; je coupai le muscle ptérygoïdien interne, et, après avoir détaché la membrane muqueuse, la partie postérieure du muscle mylo-hyoïdien, le nerf dentaire inférieur, j'enlevai la tumeur.

Puis j'ouvris l'articulation en divisant le ligament latéral externe et la capsule, détachai le ptérygoïdien externe et emportai le condyle; quatre ou cinq vaisseaux furent liés. Au fond d'une vaste cavité, résultat de l'opération, on voyait battre l'artère carotide interne à peine recouverte.

La plaie fut réunie par trois points de suture enchevillée et des bandelettes agglutinatives, et le tout recouvert de compresses trempées dans l'eau froide. Une demi-heure après, le pouls monta à 140, puis à 160, mais après huit heures il était retombé à 120 ou 130.

26 septembre. — P. 128. Le malade a bu du vin et de l'eau, a dormi la plus grande partie de la nuit et n'a souffert que très peu depuis l'opération.

27 septembre. — P. 120. — Appétit.

28 septembre. — Peu de sommeil. Pouls plus fréquent.

Les sutures sont enlevées, la plaie est réunie dans toute son étendue. La suppuration a commencé au côté interne de la joue.

30 septembre. — Appétit très vif.

5 octobre. — L'enfant est tout à fait bien, et se promène dans les corridors. La suppuration continue du côté de la bouche.

23 octobre. — Depuis deux ou trois jours, on observe un écoulement de salive par une petite fistule ouverte sur la joue à l'endroit d'une des

sutures. Le liquide est transparent, incolore, limpide et comme de l'eau.

9 novembre. — La fistule, dont on a abandonné la guérison aux soins de la nature, est complétement fermée ; l'enfant peut manger du pain et des viandes sans difficulté.

1er décembre. — Une cicatrice parfaite couvre la face interne de la joue ; la surface de section de la mâchoire est recouverte par une sorte de membrane muqueuse. La cicatrice externe est tout à fait linéaire. La santé générale est excellente. Le côté droit de la mâchoire est dévié de 0m,003 du côté gauche.

Une section de la tumeur montre qu'elle se compose de cartilage blanc et assez dense, renfermant de petites parcelles osseuses disséminées dans la tumeur. On ne retrouve aucun vestige du maxillaire, et les muscles y étaient peu adhérents. La tumeur semble naître du périoste détaché de l'os, lors du travail d'absorption.

L'incision évita certainement le conduit parotidien, qui fut probablement blessé dans le courant de l'opération.

(*Medico-surgical transactions*, IIe série, vol. XVe, 1850, p. 243.)

Ainsi, trois faits seulement ; deux sont relatifs à l'enchondrome sous-périostal, le troisième est douteux. L'enchondrome, avec coque osseuse, c'est-à-dire développé dans l'os lui-même, n'existe-t-il pas ? Nous devons entrer ici dans quelques détails.

Quand on lit le petit Mémoire d'A. Cooper sur les exostoses, on est frappé de la netteté avec laquelle le chirurgien anglais a différencié ce qu'il appelle les exostoses fongueuses, c'est-à-dire les cancers des os, d'avec les exostoses qu'il appelle bénignes, et qu'il désigne sous le nom d'ostéo-cartilagineuses. L'article spécial à ces dernières exostoses les distingue suivant qu'elles ont pour origine l'intérieur de l'os, ou l'intervalle qui sépare l'os d'avec le périoste. Or, la description succincte de ces maladies rappelle beaucoup celle qu'on a donnée des ostéochondrophytes. On y retrouve surtout la description de ces tumeurs sous-périostales cartilagineuses qu'on a pu comparer avec beaucoup d'exactitude au chou-fleur.

A l'époque d'A. Cooper, l'anatomie pathologique n'empruntait pas le secours si utile du microscope, aussi on pourra toujours interpréter différemment la nature des tumeurs qui sont mentionnées dans les observations anciennes. Néanmoins, quand, à la suite d'un article très clair, où sont bien décrits les enchondromes, nous trouvons des observations où les tumeurs sont indiquées sous le nom de tumeurs fibro-cartilagineuses, nous pouvons avec

vraisemblance les considérer comme des enchondromes; nous se-
rons peut-être aussi dans le vrai que ceux qui en font des productions purement fibreuses. Depuis Dupuytren toutes les tumeurs enkystées osseuses de la mâchoire sont des corps fibreux.
Cependant l'anatomie microscopique nous a montré que le contenu de ces kystes était variable; il y a les maladies des dents ou
de leurs follicules, il y a les tumeurs constituées par les myélo-
plaxes, etc.; il doit y avoir des enchondromes.

C'est après ces réserves exprimées, que je donne l'observation
548 d'Asley Cooper comme un exemple d'enchondrome avec coque osseuse de la mâchoire inférieure. Je fais les remarques sui-
vantes : l'observation est de 1817; il est question du bruit sec
produit par l'affaissement de la coque osseuse; l'opération a con-
sisté dans l'ablation de la face externe du kyste et l'arrachement
de la tumeur. Qui, de Cooper ou de Dupuytren, a découvert le
signe du craquement des kystes; qui, le premier, a formulé l'opération si simple, basée sur la notion anatomique, kyste osseux,
contenu isolable? En cherchant bien, on pourrait peut-être trouver un inventeur moins moderne.

Obs. IX (1). — « Elisabeth Hall, âgée de 19 ans, entra à l'hôpital de
Guy, le 5 novembre 1817. Elle rapporta que trois ans auparavant, un
jour où elle mangeait une croûte de pain, elle entendit distinctement
quelque chose craquer, et éprouva en même temps une douleur dans le
côté droit de la mâchoire inférieure. La sensation qu'elle éprouva ne lui
sembla point provenir d'une dent. Peu de temps après, il se développa,
vers la partie moyenne de la mâchoire, du même côté, une petite tumeur immobile, qui, depuis, s'est accrue graduellement. Avant cette
époque, elle avait une dent cariée, qui fut extraite, deux ans environ
après l'apparition de la tumeur, sans qu'il en résultât aucun effet appréciable, soit sur la douleur, soit sur les progrès de la tumeur.

Lorsque la malade entra à l'hôpital, la tumeur occupait toute la longueur de la branche de l'os maxillaire, sur laquelle elle s'était développée, depuis l'angle jusqu'à la symphyse. — A partir de ce moment, la
tumeur s'est accrue avec rapidité, et le malade attribue ses progrès aux
attouchements exercés sur elle, dans le but d'en explorer la nature.

La surface de la tumeur était polie et uniforme, sa partie moyenne
était très proéminente. Si l'on exerçait, dans ce point, une pression un
un peu forte, les parois, douées d'élasticité, cédaient, pour revenir im-

---

(1) Œuvres chirurgicales d'Asteley Cooper, p. 601, Obs. 548.

médiatement avec force contre le doigt, dès que la pression était discontinuée. Ce retour se faisait par un mouvement brusque et sec, comme si les parois eussent été en parchemin. Le malade accusait de temps en temps des douleurs lancinantes dans la tumeur, surtout après qu'elle avait été palpée ; la santé générale était dans un état satisfaisant.

Quant à la cause de la maladie qui vient d'être décrite, c'était évidemment l'irritation déterminée par la présence de la dent cariée, dont les racines se projetaient dans le tissu cartilagineux qui avait été sécrété au dedans de sa cavité osseuse, irritation qui, au lieu de donner naissance à la suppuration et à l'ulcération, comme cela arrive fréquemment, entretint une inflammation permanente qui ne dépassa point le degré du travail adhésif, et ce fut sous l'influence de ce travail que se sécréta d'abord une matière cartilagineuse, suivi plus tard d'une production osseuse.

J'ai observé la même altération sur le tibia ; mais je ne possède pas les détails de la maladie.

Opération exécutée sur Elisabeth Hall le 21 novembre :

On fit une incision, depuis un demi-pouce au-dessous de la commissure des lèvres, jusqu'au bord inférieur de l'os maxillaire, et on la prolongea jusqu'à l'angle du même os. Le lambeau fut alors disséqué de bas en haut, et l'on découvrit une tumeur solide, à surface unie, constituée par le périoste épaissi, à sa surface externe, et intérieurement par une coque osseuse, mince et élastique. Ce ne fut qu'avec peine que je parvins, à l'aide du bistouri, à enlever la surface de cette coque osseuse. Je mis ainsi à découvert une masse considérable de tissu cartilagineux qui occupait la place du tissu aréolaire de la mâchoire inférieure, et qui avait dilaté la portion restante de l'os, de manière à lui donner l'aspect d'une tumeur volumineuse. La matière cartilagineuse fut extraite de l'enveloppe osseuse à l'aide de l'élévateur. On aperçut le nerf maxillaire inférieur qui croisait la paroi latérale et le fond de la cavité pour gagner le trou mentonnier.

On dut, autant que possible, éviter de blesser ce nerf dans le cours de l'opération, car toutes les fois qu'on le touchait il en résultait une douleur très vive. Pendant la dissection, on fut obligé de lier plusieurs vaisseaux qui donnaient du sang. Ensuite le lambeau fut ramené sur l'excavation, et réuni par des points de suture et des bandelettes agglutinatives.

La tumeur se composait d'une substance cartilagineuse, qui offrait un tissu plus mou que celui qui recouvre le tissu compacte des os.

La malade supporta très bien l'opération. Il survint une hémorrhagie peu abondante, après qu'elle eut été replacée dans son lit. Elle éprouva beaucoup de douleur pendant toute l'après midi. En conséquence on lui administra une potion calmante.

Elle ressentit un peu de douleur et se montra très irritable pendant les trois jours qui suivirent l'opération ; cependant, comme elle pouvait supporter l'extraction de la dent, celle-ci fut arrachée, et, le 25 novembre, le lambeau était devenu en grande partie adhérent. La malade ne paraissait souffrir que très peu des suites de l'opération, bien qu'il s'écoulât encore un peu de pus. »

L'existence de l'enchondrome des mâchoires étant bien établie, il nous reste à formuler les signes qui sont fournis par cette maladie. Remarquons d'abord que le développement de l'enchondrome, qui paraît résulter parfois d'un traumatisme, ne reconnaît en définitive aucune cause appréciable de sa production. On peut dire que, d'une manièrs générale, c'est une maladie observée chez les jeunes sujets. Cependant la malade de M. Michon (observation I) avait 48 ans. Un autre avait 56 ans.

La marche de la maladie est quelquefois lente, comme dans les observation VII et VI d'autrefois, elle est assez rapide, et c'est dans l'espace de moins d'une année qu'une tumeur née du maxillaire supérieur, envahit les cavités voisines et détermine des symptômes graves. Observation VIII.

Ces tumeurs dont le volume varie depuis celui d'une noisette jusqu'à celui d'une tête d'enfant, sont le plus souvent irrégulières de forme ; généralement dures, elles offrent néanmoins des différences de consistance, qui peuvent tenir soit au ramollissement de l'enchondrome, soit à l'ossification de certaines parties de la tumeur.

Dans la grande majorité des cas, les enchondromes de la mâchoire ne déterminent pas de douleurs vives, on peut même les presser, les examiner sans beaucoup de difficultés. Cependant dans l'observation de M. Michon, la malade accusait des douleurs vives et lancinantes.

Dans les cas rares d'enchondrome avec coque osseuse, on percevra la sensation de craquement, signe qui n'a d'autre valeur que d'indiquer la présence d'un kyste à parois osseuses dont le contenu peu varier beaucoup.

Ainsi, pour résumer les signes qui accompagnent ce genre de tumeurs maxillaires, je dirai que ce sont des tumeurs qu'on observe chez des jeunes sujets; que ces tumeurs sont généralement fermes, quelquefois très dures ; qu'elles sont indolentes et que leur marche n'est pas très rapide. Si quelquefois ces tumeurs sont envahissantes, très volumineuses, elles conservent néanmoins leur dureté caractéristique; elles sont peu vasculaires; pour toutes ces raisons on ne confondra pas l'enchondrome des mâchoires avec le cancer de ces mêmes os. Cependant, il faut bien admettre que, dans quelques cas, le diagnostic sera presque impossible, et le microscope pourra seul prononcer. Il faudra, daus tous les cas, tenir compte de l'hérédité, de l'état de la santé générale, qui reste bonne dans l'enchondrome et qui s'altère vite quand il s'agit d'un cancer ; enfin le plus souvent la membrane muqueuse qui revêt l'enchondrome reste saine ; dans le cancer, elle s'épaissit, se vascularise et s'ulcère facilement.

Mais si le diagnostic entre le chondrome et les affections cancéreuses, peut, à la rigueur, se faire assez facilement, nous devons avouer que la distinction entre le chondrome et les autres tumeurs bénignes, devient extrêmement difficile. Pour n'en citer qu'une seule variété, les tumeurs fibreuses, elles ont à peu près les mêmes caractères que nous avons indiqués pour les chondromes : tumeurs dures, non ou peu douloureuses, sans retentissement sur la santé générale, développement assez lent, volume variable.

Sans être très absolu, et si nous devions fournir des signes différentiels, nous dirions que l'enchondrome a une marche plus rapide que celle des tumeurs fibreuses, que son volume est plus considérable et que la production envahit plus rapidement les organes voisins. On le voit, il y a encore à trouver les signes positifs qui différencient l'enchondrome des mâchoires d'avec toutes les autres tumeurs qui se développent dans la même région.

L'enchondrome des mâchoires se comporte le plus souvent à la manière des tumeurs bénignes ; mais si jamais il n'attaque la constitution générale, on doit reconnaître que sa situation au voisinage d'organes importants (organes des sens, cerveau), que son développement envahissant, modifient singulièrement la bénignité de cette maladie. D'une manière générale, l'enchondrome vaut mieux que le cancer, mais quelquefois c'est une maladie fort grave et qui tue.

La nature du tissu morbide, la marche quelquefois rapide de la maladie, sont autant de raisons pour tenter la cure de l'affection. Le succès sera d'autant plus facile et d'autant plus certain qu'on agira de bonne heure. Ainsi Gensoul réséqua le maxillaire supérieur pour une tumeur qui primitivement était mobile sous la muqueuse. Quel traitement faut-il appliquer à ce genre de maladie? Évidemment il faut enlever ces tumeurs qu'aucune médication ne pourrait faire disparaître. Voyons les faits : M. Laugier enlève la petite tumeur de son malade, il respecte l'os, mais quelque temps après il est obligé de réséquer l'os maxillaire supérieur. L'observation considère le fait comme un exemple de récidive. Dans l'observation de M. Flaubert, c'est également une ablation de tumeurs puis une résection d'une portion de l'os. Aussi il semble que dans les tumeurs périostales, l'ablation soit insuffisante et qu'il faille enlever la partie de l'os qui supporte la tumeur. Nous notons, dans nos observations, trois fois la résection de la branche montante du maxillaire supérieur.

Dans l'observation de Dieffenbach, la malade fut, dit-on, guérie après trois opérations successives ; mais les détails sont insuffisants ; il semble qu'on ait réséqué à même la tumeur, en laissant une portion capable de représenter l'os détruit. Il ne suffit pas de dire que la malade était guérie ; il faudrait dire si elle est restée guérie. J'en doute beaucoup, surtout quand je vois que les malades de MM. Laugier et Flaubert ont été obligés de subir une nouvelle opération. Dans ces derniers cas, je serais porté à croire que la première opération n'a pas été complète ; c'est une hypothèse. Mais, dans celle de Dieffenbach, il me paraît plus que probable qu'il restait une portion du tissu malade, et c'est pour cela que je crois peu à la cure parfaite.

En résumé, on peut tenter l'ablation des petites tumeurs nées du périoste, en ayant soin de ruginer l'os. Dans tous les autres cas, ce sont des résections osseuses plus ou moins étendues qui doivent être pratiquées.

Je terminerai en transcrivant une courte note que je trouve dans le troisième volume du *Traité d'anatomie pathologique*, de M. Cruveilhier, page 807.

« Les os de la mâchoire ne sont pas à l'abri des productions cartilagineuses. Je crois devoir classer parmi les tumeurs chondroïdes des os de la mâchoire supérieure, une tumeur considérable que portait une jeune fille de la Salpétrière, que j'ai eu dans mon service pendant plusieurs années ; tumeur dont un illustre chirurgien avait tenté l'extirpation, mais qu'il abandonna après avoir entamé cette tumeur qui se coupait comme une pomme, et qu'il crut probablement de nature cancéreuse. C'est sur cette même jeune fille que, plus tard, la ligature de l'artère carotide primitive a été pratiquée, sans doute dans le but d'arrêter le développement de la tumeur, ligature à la suite de laquelle survinrent des attaques épileptiques et une hémiplégie. Il est positif que la tumeur est restée stationnaire depuis la ligature. »

Sur un accident consécutif à l'ablation d'une portion du corps de la mâchoire inférieure.

J'ai dit plus haut qu'on rencontrait parmi les tumeurs de la mâchoire des affections caractérisées par l'accumulation des éléments normaux de la moelle des os. Mon collègue, M. Eugène Nélaton, prépare en ce moment un travail qui, j'en suis certain, sera des plus utiles. Au nombre des faits, il y en a un que j'ai observé chez M. Velpeau et dont l'histoire a été terminée à la Clinique. J'indiquerai brièvement l'histoire de la malade, voulant attirer l'attention des chirurgiens sur une des suites de la résection d'une portion du corps de la mâchoire inférieure.

Obs. X.—*Sainte-Catherine, n° 23, la nommée Morisson Estelle, 17 ans, chasublière.*

Parents de bonne santé. Pas de maladies antérieures. Pas de syphilis. Tumeur de la joue datant de trois mois.

Voici dans quelles circonstances la malade l'a contractée :

Il y a trois mois, on lui a serré la joue très fortement ; la pression tendait à rapprocher les deux branches du maxillaire inférieur de la ligne médiane.

Elle éprouva une douleur très vive sur le moment, et le lendemain, en portant la main à sa figure, elle s'aperçut de la présence d'une petite tumeur dure, immobile, de la grosseur d'une noisette. Cette tumeur a, depuis, grossi insensiblement, sans avoir déterminé de douleur.

La mastication est impossible de ce côté, depuis quinze jours.

Etat actuel. — La jeune fille est grasse, bien colorée, jouit d'une parfaite santé.

La joue, du côté gauche, paraît légèrement tuméfiée dans sa partie déclive, comme au début d'une fluxion dentaire. Sur la face externe de la branche horizontale du maxillaire inférieur existe une tumeur oblongue, occupant en largeur toute la hauteur de cette portion de l'os, et en longueur tout l'espace compris entre la première petite et la dernière grosse molaire. La première molaire seule est mobile dans son alvéole. La peau de la face est saine et glisse librement sur la tumeur. Examinée par la bouche, on voit qu'elle fait saillie dans le sillon périalvéolaire. Là, elle est recouverte par la muqueuse buccale. Cette muqueuse est saine et parfaitement appliquée sur la tumeur ; autour de la couronne de la première molaire existe une petite ulcération grisâtre. Cette dent est légèrement déjetée en dedans.

Tumeur très dure, d'une dureté ligneuse, il est impossible de la déprimer. Elle est complétement immobile sur le maxillaire, auquel elle paraît adhérer. Au-dessous de la tumeur deux ou trois ganglions indurés d'un petit volume.

Par l'intérieur de la bouche, on constate à la face interne l'os maxillaire une petite tumeur sans limite précise, d'une étendue d'un centimètre et demi à peu près. Mêmes caractères que ceux déjà indiqués.

Dans les premiers jours de 1858, la malade se fait admettre à la Clinique et elle subit là une résection partielle de la mâchoire. — Guérison. (*Tumeur myéloïde.*)

Déjà Bégin, Vidal, ont successivement indiqué les accidents qui succèdent à la résection du corps de la mâchoire; ces auteurs mentionnent la rétrocession de la langue soit immédiatement, soit consécutivement; les troubles dans la respiration et la circulation du cou, par suite du refoulement en arrière de la région glosso-sus-hyoïdienne; Vidal parle même de la nutrition troublée à cause d'une mastication incomplète, résultat inévitable de la perte complète du corps de la mâchoire; mais nulle part je n'ai trouvé indiqué le résultat vraiment déplorable qu'on a pu observer à la suite d'une résection d'une petite portion du corps de l'os (obs. X). Ce résultat est le suivant. Chez la jeune fille opérée par M. Nélaton, on notait après la guérison une déviation du menton, telle, que toutes les dents de la mâchoire inférieure, à l'exception d'une seule, avaient cessé de correspondre à celles de la mâchoire supérieure. Ce résultat se traduisait à l'extérieur par une difformité très évidente dans la conformation du visage; on observait surtout une gêne de la mastication, avec grande imperfection dans les résultats de cette importante fonction. La malade ne mastiquait plus, non pas faute de mâchoire, comme dans l'observation de Vidal, mais parce que les arcades dentaires avaient cessé d'être en rapports suffisants.

Ce résultat m'a vivement frappé, mais la cause en est si simple qu'il ne doit jamais faire défaut. On enlève la partie gauche de la mâchoire, depuis la première molaire jusqu'à la dernière grosse molaire exclusivement. Que va-t-il arriver? Un tissu nouveau va se former; il devra tendre à réunir les deux bouts de l'os divisés, si bien que, si on n'y met obstacle, la partie droite de la mâchoire sera entraînée en bas et à gauche, et toutes les dents de cette portion cesseront d'être en rapport avec celles de la mâchoire supérieure. Cette déviation ira sans cesse en augmentant, ainsi que ses résultats funestes. Le chirurgien ne doit évidemment pas rester inactif; mais quelles sont les ressources dont il dispose? Je n'en connais pas qui soient indiquées par les auteurs; on peut bien, à l'aide de bandages, refouler le menton en sens inverse de la déviation; mais c'est là un moyen fort infidèle et presque illusoire. Il en résulte que les malades sont abandonnés; et, lorsque la cicatrisation est complète, on cherche, au moyen d'un appareil prosthétique, à remédier aux inconvénients indiqués. Ce moyen consiste dans l'application d'une rangée de dents artificielles, qu'on fixe sur la mâchoire inférieure, de manière à ce que ces dents soient en rapport avec les dents du haut. Ce moyen est très ingénieux; mais comme la déviation augmente, à mesure que le tissu intermédiaire aux deux portions de l'os se rétracte, il doit arriver bientôt un moment, où les dents artificielles n'auront plus de rapport avec les dents supérieures. Il faudra donc recommencer à prendre un moule, et faire une nouvelle pièce.

J'ai pensé, qu'il y avait lieu de rechercher un appareil destiné à remédier à tous ces inconvénients. Pour arriver à un bon résultat, il faut tenir la portion restante du maxillaire inférieur, en rapport avec la mâchoire supérieure, de manière à avoir entre les deux bouts de l'os coupé une cicatrice aussi longue que possible. Il faut que ces rapports soient maintenus, même pendant les mouvements de la mâchoire inférieure, mouvements qu'on ne peut supprimer, et chacun comprend pourquoi. Enfin, il faut que l'appareil, qui permettra tous les mouvements sauf celui de latéralité, soit fait de telle sorte qu'il puisse être gardé presque indéfiniment, ou au moins jusqu'à ce que toute rétraction soit devenue impossible, par l'ossification du tissu accidentel. Cette ossification, qu'on observe souvent, doit être obtenue certainement, si on a soin de conserver le périoste intact.

L'action de l'appareil pourra d'ailleurs être augmentée, ou suppléée, après la cicatrisation complète, au moyen d'une nouvelle pièce.

J'ai communiqué ces idées à un mécanicien très habile, M. Doussoulin. Il a confectionné, sur ces données, un appareil très ingénieux, mais l'expérience seule pourra démontrer son efficacité, — il se compose, d'une manière générale, de deux gouttières fixées sur les mâchoires, et qui sont unies entre elles au moyen d'une triple articulation. L'appareil permet les mouvements les plus complets de la mâchoire, tout en s'opposant au mouvement de latéralité. — Le séjour dans la bouche de tous les moyens de la prothèse dentaire, entraînant de petits accidents, qui cèdent avec le temps et en raison de la perfection de la pièce, il faudra que le malade soit habitué à son appareil, bien avant qu'on ne lui pratique l'opération, aux suites de laquelle celui-ci est destiné.

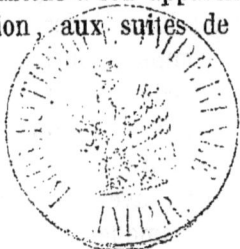

Paris. — Imprimerie Dubuisson et Cᵉ, 5, rue Coq-Héron.

www.ingramcontent.com/pod-product-compliance
Lightning Source LLC
Chambersburg PA
CBHW060457210326
41520CB00015B/3996